AF373586

GÉLATINE.

Quelques Erreurs à son égard.

A Monsieur Léon de **MALLEVILLE**, *Député.*

Monsieur,

Ce que je respecte plus que la science, c'est la vérité, disiez-vous à la tribune le 10 du courant, relativement à la Gélatine que vous ne croyez pas alimentaire.

Vous êtes dans l'erreur, Monsieur, permettez-moi de le dire : la vérité est dans le factum joint à cette lettre, que j'adressai le 3 mai 1842 à l'Académie des Sciences, à celle royale de Médecine, et à tous les corps savans de l'Europe.

Cet écrit resté sans réplique, même de la part de MM. Donné, Gannal, Magendie et autres, relève les erreurs volontaires répandues sur les propriétés de la Gélatine, substance qui, dans une douzaine de fabriques, occupe d'assez nombreux ouvriers; et comme votre discours répété par les journaux pourrait, Monsieur, porter atteinte à une industrie qui a eu tant de peine à s'élever, je vous prie de ne pas trouver mauvais, si pour atténuer ce que vous avez dit à la Chambre, j'envoie copie de cette lettre avec un factum à chacun de Messieurs les Pairs et les Députés.

J'ai l'honneur d'être, Monsieur et honorable Député,

Votre très-humble et très-obéissant serviteur,

Lainé,

Négociant Droguiste.

Paris, 15 Mai 1844.

SOMMAIRE.

Le mauvais bouillon. — La Morée et Alger. — La pâte de jujubes. — La soif ardente. — Le bouillon limpide. — M. Donné en défaillance et M. Gannal mauvais fabricant. — Le riz, le pain et la gélatine végétale. — Pauvres enfans! — La bonne et innocente gélatine et les journaux dans l'erreur. — L'ébullition prolongée et le caramel. — Les gallinacées, les palmipèdes, le soldat, le laboureur, les crêmes et la pâtisserie. — Dieu a fait l'homme omnivore. — La colle de Flandre et la chair fraîche. — Pauvres chiens! — La Compagnie hollandaise, l'hôpital Saint-Louis et le bouillon d'Arcet. — Lille, Lyon et Amsterdam. — Les ouvriers et la mauvaise drogue. — MM. Magendie et Puységur le magnétiseur. — La tête de bœuf et les jambes de mouton. — M. Bergsma, professeur à l'Université d'Utrecht. — Le médecin et les œufs frais. — Massacre de chiens. — Le chocolat et les confitures. — Le chien de boudoir avec la petite maîtresse et le chien de berger. — Le soldat de la science et vous êtes orfévre, M. Josse. — Le manioc et la cassave. — A rebrousse-poil sur l'eau. — Le sucre de betterave embarrasse le Gouvernement. — La science et moi devons de la reconnaissance à M. d'Arcet. — L'Autriche, la Suisse et le Wurtemberg. — La colle-forte, les bains gélatineux et les restaurateurs. — Il faut de l'eau et l'acide chloridrique. — L'appareil d'Arcet et la marmite à Papin. — La concurrence, l'agriculture, le commerce, la paix des empires et la conservation des blés.

GÉLATINE.

QUELQUES ERREURS A SON ÉGARD.

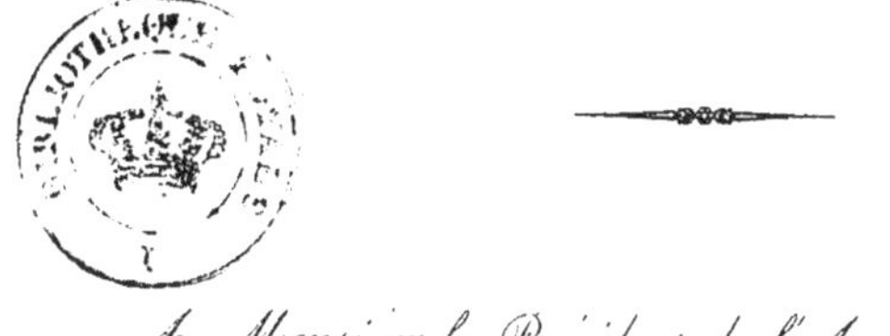

A Monsieur le Président de l'Académie des Sciences.

La colle-forte est à la gélatine ce qu'une viande gâtée est à la chair fraîche.

MM. Thénard, d'Arcet, Dumas, Flourens, Breschet, Serres et Magendie, composent dans le sein de l'Académie la commission dite de la GÉLATINE.

Un rapport sur les travaux de cette commission fut fait le 2 août dernier à l'Académie par M. Magendie, il remplit 78 pages dans la *Revue médicale* des mois d'août, septembre et octobre 1841 : grand nombre de journaux l'ont publié.

Désirant redresser les erreurs que j'ai trouvées dans ce travail et posséder le rapport officiel, je fus mardi dernier en demander un exemplaire à M. Magendie, et il me le donna gracieusement, bien que je l'eusse instruit de mon dessein. Je vais donc, Monsieur le Président, examiner cet écrit, et peut-être serai-je assez heureux pour jeter quelques lumières sur une question dont l'Académie s'occupe depuis dix ans. Le texte du rapport sera placé à gauche, mes observations à droite; je m'arrêterai seulement aux faits saillans.

Le bouillon fait avec la dissolution gélatineuse est de mauvaise qualité; ce bouillon est plus putrescible que le bouillon préparé par l'ancien procédé;	Je fais des tablettes à bouillon depuis quinze ans avec la dissolution gélatineuse. Spécialement destinées pour la mer et l'armée, elles sont fortement assaisonnées de carottes, poireaux, panais, céleri, ail, aromates, et elles sont transparentes à la lumière. J'en livrai au Gouvernement
Il est d'une saveur désagréable, qui va même jusqu'à inspirer un véritable dégoût;	

Il est moins digestible que le bouillon ordinaire, et il peut même diminuer les fonctions des organes digestifs.

Il contient une moins grande quantité de matière nutritive que le bouillon fait par l'ancienne méthode ;

Ce qu'il contient de matière nutritive est d'une qualité inférieure à celle que contient le bouillon ordinaire.

La gélatine extraite des os, dissoute dans l'eau, forme un liquide qui présente les caractères suivans :

Il est légèrement opale et visqueux ;

Il a une saveur et une odeur nauséabondes des plus prononcées ;

Il laisse au goût une impression désagréable qui se conserve long-temps.

Projetée dans l'estomac, même à faible dose, la dissolution gélatineuse, quoique rendue plus sapide par l'addition, soit de sel, soit de sucs de légumes, détermine des nausées, une soif

pour les expéditions de la Morée et d'Alger. Une commission composée de médecins, du pharmacien en chef de l'armée et d'un intendant militaire, dégusta ces tablettes avant que la fourniture, qui fut assez importante, ne m'en fût allouée.

Cette dégustation fut comparative avec des tablettes présentées, 1.re par M. Gauthier, pharmacien ; 2.e par divers marchands de comestibles et faites avec des viandes : à chacune de mes livraisons, la commission se réunissait pour reconnaître et constater la qualité de ces tablettes à bouillon, que l'on peut manger comme on fait de la pâte de jujubes et autres (1).

Des généraux, des officiers m'achetèrent de ces tablettes, et tous regrettèrent, ainsi que les soldats, qu'on ne m'en eût pas commandé davantage.

La dissolution gélatineuse telle que je la prépare est agréable à l'odorat ; et si quelques membres de l'Académie veulent bien visiter ma fabrique, comme le firent en novembre 1826 MM. Petit, Marc, Pelletier et Parent-Duchâtelet, ils constateront ce que j'affirme.

La gélatine bien préparée ne détermine jamais aucune indisposition : pour que les accidens dont parle le rapport aient eu lieu, il faut qu'on ait opéré avec de la gélatine encore chargée d'acide

---

(1) Chaque tablette est timbrée de mon nom, et il en est de même pour chacune des tablettes des diverses sortes de gélatine que je prépare : s'il en était différemment, les acheteurs et les consommateurs français ou étrangers n'en voudraient pas.

ardente, des borborygmes, des flatuo-
sités, de la diarrhée; elle exerce sur les
organes digestifs une action débilitante
qui trouble leurs fonctions;

*Le bouillon préparé avec la disso-
lution gélatineuse et la viande a une
couleur louche;*
Il ne peut être clarifié;
*Il a une odeur et une saveur nauséa-
bondes;*

*La gélatine que j'ai employée, dit
M. Donné dans son mémoire, était à
l'état de gelée, très-concentrée, sucrée
et aromatisée pour moi, soit avec du
citron, soit avec quelque liqueur alcoo-
lique. Je l'ai donnée à mes chiens, mélangée avec de la graisse et salée. Après
avoir pris pendant les six premiers jours,
à trois heures différentes de la journée,
depuis 20 grammes jusqu'à 30 de gélatine sèche, accompagnée de 85 à 100
grammes de pain, je me trouvai dimi-
nué en poids de deux livres. Pendant
tout le temps, j'avais été tourmenté par
le sentiment de la faim, et j'éprouvais
une véritable défaillance qui ne se calmait qu'après avoir dîné à mon ordinaire.*

*Des deux chiens sur lesquels M. Donné
expérimenta, l'un, pendant les quatre
premiers jours, mangea chaque jour
près de 120 à 140 grammes de pain,
après quoi l'animal refusa de toucher à
la gélatine, sous quelque forme qu'on la
lui ait présentée, même mélangée avec
du bouillon gras ou un peu de viande,
et il se serait laissé mourir de faim à*

muriatique, de phosphate ou de carbo-
nate de chaux, etc.

Le bouillon fait avec les tablettes que
je prépare est parfaitement clair et limpide. L'Académie pourra en juger par
l'envoi que j'aurai l'honneur de lui en
faire, avec une Notice *ad hoc*: elle le
trouvera, j'espère, d'une odeur agréable
et appétissant.

La gélatine employée par M. Donné
contenait forcément un principe acide ou
calcaire qui, irritant son estomac, occa-
sionnait le tourment d'une faim que l'u-
sage des alimens ordinaires calmait né-
cessairement.

L'odorat indiquait au chien la présence
des principes qui avaient tourmenté l'estomac de M. Donné; et ne voulant pas
s'empoisonner, l'animal refusait de manger.

*côté d'elle , car il devenait d'une mai-
greur excessive.*

*L'autre chien, mis en expérience,
resta couché quatre jours près de la gélatine préparée de toutes les manières,
sans avoir voulu une seule fois y toucher.*

*M. Gannal, chimiste-manufacturier,
fabricant de colle-forte, avait depuis
long-temps fait la remarque que, dans
ses ateliers, les rats, si avides de toutes
les substances animales, ne touchaient
point à la gélatine ni à la colle. Cette
remarque avait jeté dans son esprit quelques doutes sur les propriétés nutritives de
la gélatine. La publication de M. Donné
le décida à entreprendre une série d'expériences pour s'éclairer sur cette importante question, et savoir :*

Si la gélatine seule peut nourrir?
*S'il est ou non nécessaire de l'as-
socier à d'autres substances et dans
quelle proportion?*

*Ces recherches, dont l'objet était,
comme on le voit, nettement déterminé,
furent faites sur l'auteur lui-même, cinq
personnes de sa famille, dont trois en-*

L'autre chien fit comme le premier par
instinct : si ces deux animaux eussent été
dans ma fabrique, la gélatine leur eût
semblé aussi bonne qu'aux miens qui s'en
repaissent avec avidité.

M. Gannal voulut faire de la gélatine,
il y a une quinzaine d'années; et devant
tout envahir, il acheta de fortes quantités
d'os et d'acide muriatique : sa fabrique
était à la Glacière. N'ayant pas réussi
dans son entreprise, il vendit matière et
ustensiles. Je fus un de ceux qui acheté-
rent des os dont il ne pouvait pas tirer
parti, et je ne le pus pas moi-même, malgré
une expérience déjà acquise. M. Gannal
avait tant corrodé et empâté les os à force
d'acide et de chaux, qu'il me fut impossible d'en rien obtenir.

Les chiens et les rats aiment beaucoup
la bonne gélatine, mais ils ne pouvaient
pas manger celle préparée par M. Gannal, qui les empoisonnait.

A l'exception du riz, du maïs, du mil-
let, des céréales et du pain, qui contiennent de la gélatine, car le *gluten* est
de la gélatine végétale, il n'y a guère
de nourriture exclusive pour les chiens
ni pour les hommes. Quant à la gélatine
animale, il faut l'allier à des farineux, à
des légumes, etc., auxquels elle donne
du corps, aidant à leur digestion.

M. Gannal est un homme de courage
et d'énergie au plus haut degré. Quoi!
il a soumis sa famille à l'alimentation plus
qu'équivoque d'une gélatine corrodée

fans, ainsi que sur plusieurs élèves de l'hôpital militaire du Val-de-Grâce; elles eurent pour témoin M. Sérullas, membre de cette Académie.

Nous ne saurions entrer ici dans le détail des expériences; mais les résultats en furent très-tranchés. Ils démontrèrent à l'auteur qu'il est impossible de se nourrir en mangeant de la gélatine aromatisée et rendue d'un goût agréable. Loin de là, son usage altère promptement la santé, cause des violens maux de tête, des défaillances et des envies fréquentes d'uriner, accidens qui disparaissent bientôt dès qu'on revient à l'usage des alimens ordinaires.

Ils démontrèrent, en outre, qu'un régime où la gélatine était associée avec une assez forte proportion de pain, suffisait à l'alimentation, bien qu'il excitât une soif inaccoutumée; mais, et ceci est un fait qui mérite attention, car nous le verrons se reproduire ailleurs; mais, dis-je, que si, en conservant la même quantité de pain, on substituait à la gélatine de l'eau pure, l'alimentation se faisait également bien, et même avec quelque avantage pour ce dernier régime, car, dit l'auteur, en le suivant, je me sentais plus léger et plus dispos.

Enfin la gélatine s'altère par une ébullition prolongée ou par une température qui dépasse 105°, des sels ammoniacaux s'y développent; elle devient sirupeuse, elle perd sa propriété caractéristique de former gelée avec l'eau.

d'acide et empâtée de chaux! Pauvres enfans! vos violens maux de tête, vos défaillances, vos envies d'uriner étaient causés par l'acide et la chaux : non par la bonne et innocente gélatine.

L'acide et la chaux que contenait la gélatine occasionnaient la soif inaccoutumée qui tourmentait M. Gannal; il n'est donc pas étonnant qu'il se sentit plus à l'aise avec du pain et de l'eau pure. Ce fait tout simple a fait dire sur les théâtres et par des journaux : l'eau nourrit plus que la gélatine!

Que l'on tâche donc de soutenir des hommes et des chiens pendant deux mois avec de l'eau pure comme on a fait avec la gélatine, et qui encore n'était pas pure.

Une ébullition prolongée dénature et change tout; elle rend les racines, les légumes pâteux, et détruit leurs arômes; il en est de même des viandes et du poisson. Une ébullition prolongée change le meilleur sucre en caramel et le brûle. La gélatine n'est pas plus que les autres corps organiques à l'abri d'une

*Il résulte de ces considérations préli-
minaires que par le mot gélatine on désigne plusieurs substances fort différentes.*

*On donna à un certain nombre de
chiens, privés de toute autre nourriture,
de la gélatine pure dite alimentaire. La
forme en fut diversement variée : on la
donna tantôt sèche, tantôt humide, et
tantôt enfin en gelée tremblante.*

*Le résultat de ces premiers essais fut
que la gélatine pure n'était pas un aliment du goût des chiens : plusieurs de
ces animaux souffrirent les angoisses de
la faim, ayant à leur portée de la gélatine, et n'y touchèrent point ; d'autres y
goûtèrent, mais ne voulurent point en
manger ; d'autres en prirent une pre-
mière et une seconde fois en certaine
quantité, puis refusèrent obstinément
d'en faire usage.*

destruction volontaire, comme l'est une
ébullition exagérée.

On désigne improprement sous le nom
de gélatine, des colles-fortes plus ou
moins belles faites avec de vieux cuirs,
des os et des tendons de toutes sortes d'a-
nimaux vieux ou récens, plus ou moins
fermentés et gâtés. Les colles-fortes sont
préparées et blanchies au moyen de l'a-
cide muriatique, de l'alun, de la chaux,
de l'acétate de plomb et autres agens délétères, dont les plus belles restent toujours plus ou moins imprégnées.

Vouloir nourrir un chien avec de la
gélatine sèche est une erreur ; non terminée ou mal terminée, elle est trop coriace,
et les dents de l'animal ne peuvent pas
l'attaquer. Bien préparée, elle est souvent
cassante comme du verre, et elle lui dé-
chire le palais, la bouche et les gencives :
quant à celle en gelée ou liquide, c'est
une chose contraire à son organisation.
Cet animal aime les solides, ils doivent
quelque temps séjourner dans l'estomac ;
ses organes digestifs ont, comme les nô-
tres, besoin d'être distendus et non pas
relachés, pour agir et conserver leur
énergie.

Mes chiens aiment la gélatine pure, et
je persiste à croire que celle offerte à ces
animaux était mal préparée : dans l'état
de domesticité où nos chiens sont tombés,
leur organisation primitive a changé, ils
ne mangent pas que de la viande, encore
moins de la gélatine seule. Beaucoup de
chiens, outre ceux de fabrique et de
berger, ne mangent que du pain ou de
la soupe, presque jamais de viande, et ils
se portent bien.

EXPÉRIENCES SUR LA GÉLATINE ASSAISONNÉE.

Nous commençâmes par la gelée véritablement alimentaire que préparent les charcutiers pour la consommation journalière de l'homme. Cette gelée, qui s'ajoute au jambon, à la galantine, est faite par la décoction de diverses parties du porc réunies souvent aux abatis de volailles ; elle est d'un goût très-agréable et est fort recherchée des consommateurs.

Le premier chien auquel cette gelée fut donnée la prit pendant quelques jours avec une véritable avidité ; mais cette appétence se calma bientôt : il mettait plus de temps à prendre la gelée ; quelques jours encore, et il ne la prenait qu'en partie et avec des signes de dégoût : enfin il n'y toucha plus du tout et se contentait de la flairer. En somme, l'animal, au vingtième jour de l'expérience, était mort de faim, ayant à sa disposition un aliment que, d'abord, il avait accepté avec empressement.

Cette expérience fut répétée sur plusieurs autres chiens, elle eut exactement le même résultat ; c'est-à-dire la mort avec tous les signes de l'inanition complète, le vingtième jour au plus tard.

D'après ces expériences, un chien pouvait vivre vingt jours en se nourrissant exclusivement de gélatine aromatisée par les principes odorans et sapides de la viande. Mais dans cette durée de l'existence, quelle était la part de la gélatine digérée ? L'animal succomberait-il plus tôt, s'il ne prenait aucune nourriture ?

La meilleure gelée du monde ne peut pas nourrir seule, car trop tôt assimilée, elle laisse les organes digestifs sans action. Le chien, ainsi que tous les animaux, a besoin d'être lesté ; les gallinacées avalent des pierres, les palmipèdes en ont toujours dans le gésier ; le matelot, le soldat, le laboureur, les ouvriers et tous les hommes d'une vie active ont besoin d'une nourriture dont l'absorption soit lente, sans quoi leur corps se viderait trop promptement et il perdrait ses forces. Les coulis, les crèmes, les pâtisseries dont se repait l'homme sédentaire et oisif, ne peuvent jamais convenir à l'homme exposé à l'air comme à un fort travail corporel. Il en est de même du chien, etc.

Ces chiens ne mangeaient plus de gélatine par l'atonie dans laquelle étaient physiquement tombés leurs organes, ils n'avaient plus de force interne : il en serait de même de l'homme : Dieu l'a fait omnivore pour manger de tout : non pas d'une seule chose.

Vivre vingt jours avec un aliment empâtant et immédiatement absorbé prouve sa bonté ; et si on eût ajouté quelques farineux à cette gélatine, l'animal se serait constamment bien porté.

Un jeune chien, de grande taille, âgé de près d'un an, poids 11 kil. 25, est mis au régime d'une soupe composée de pain 250 gr. et égale quantité de colle de Flandre. Il y reste pendant quarante-quatre jours en maigrissant beaucoup ; le quarante-cinquième jour, le régime se compose de pain 120 gr., colle de Flandre 370, c'est-à-dire qu'on ajoute en gélatine ce qu'on diminue en pain. L'animal laisse bientôt la soupe avec dégoût, et tombe dans une débilité excessive ; on reprend alors le précédent régime de pain et de colle de Flandre à parties égales de 250 gr., en y ajoutant un demi-litre de bon bouillon gras : l'animal reprend sa soupe avec avidité ; l'état des forces s'améliora. Mais ce mieux ne fut que de courte durée ; l'animal, en soixante-trois jours, était redevenu très-faible : il ne pesait plus que 8 kil. 50 au lieu de 11 kil. 25, poids initial.

La diarrhée la plus abondante n'a pas cessé pendant soixante-trois jours. Le voyant dans cet état, et sa mort étant inévitable si on persistait dans le même régime, on mit l'animal au régime de la viande pendant quatre jours, ce qui rétablit ses forces et fit cesser la diarrhée. Au soixante-seizième jour, le chien étant bien remis, on prit le régime de la soupe de pain, de colle et de bouillon, mais l'animal ne le prend qu'avec dégoût et meurt le quatre-vingt-troisième jour avec une maigreur excessive.

Dans la vue d'éclairer ce qui touche à l'alimentation des pauvres valides ou malades, nous avons cru bien faire en

Le jeune chien devait maigrir, puis mourir avec une nourriture dans laquelle il entrait ou de l'alun, de l'acide muriatique, de la chaux ou du plomb, etc. La plus belle colle de Flandre est préparée au moyen de ces agens, puis cuite dans des chaudières de cuivre où elle refroidit souvent : toutes ces choses en font un détestable aliment, et *la plus belle colle de Flandre est à la gélatine ce qu'une viande gâtée est à la chair fraîche.*

Pauvres chiens, vous étiez journellement empoisonnés, et la gélatine en était accusée!

Le bouillon gélatineux obtenu par la méthode de M. d'Arcet est bon, et il ne peut qu'être bon. Le dépôt de mendicité

comparant le bouillon qui se fabrique à l'hôpital St.-Louis, par les procédés de M. d'Arcet, et le bouillon que distribue et vend dans Paris, en très-grande quantité la Compagnie hollandaise.

Pour rendre cette comparaison plus fructueuse, l'un de nous, d'après le désir de la commission, s'est consacré pendant trois mois (septembre, octobre, novembre 1835) à l'examen attentif de la dissolution gélatineuse et du bouillon qu'on prépare à l'hôpital Saint-Louis.

L'avantage, bien que faible, est toujours resté au bouillon de viande que fait la Compagnie hollandaise.

Dans cette intention, nous nous sommes procuré à l'établissement de l'île des Cygnes des os déphosphatés et décarbonatés par l'acide chlorhydrique. Réduits ainsi à leur parenchyme organique, les os sont demi-transparens, flexibles, élastiques ; ont une odeur de graisse et une saveur acide qu'ils doivent à l'opération chimique par laquelle une grande partie de leurs sels calcaires a été enlevée.

Ces produits, qui portent le nom collectif de gélatine alimentaire, sont cependant de deux espèces. Les uns proviennent de la tête du bœuf et de celle du mouton. Ils se transforment presque en gélatine par l'action de l'eau bouillante : leur odeur de graisse est peu prononcée. Les autres proviennent de pieds de mouton ; ils ont une apparence

de la ville de Lyon, les hospices civils de Lille, ceux d'Amsterdam, Alkmaër, Harlem, Leyde, Zutphen, etc., le trouvent tel. Celui préparé à l'hôpital Saint-Louis de Paris et porté à l'École polytechnique a pu se gâter en route, comme se gâtent journellement le poisson, les poulets et autres viandes ; et si ce bouillon n'a pas égalé le bouillon de la Compagnie hollandaise, c'est par *défaut de soin* ou de surveillance : les préparateurs, en poussant trop le feu, auront fait dissoudre dans la gélatine une partie des sels calcaires que contiennent les os.

M. Pellier, propriétaire de l'établissement de l'île des Cygnes, m'a dit en présence de ses ouvriers : J'ai livré à M. Magendie, 1.º des os cornillons de bœuf, 2.º des os débris frontaux du même animal, 3.ª des os jambes de mouton, tous d'une qualité fort médiocre, qui pour cette raison étaient destinés à la colleforte et aux apprêts : chargés d'acide, ils n'étaient pas entièrement *déphosphatés* ni *décarbonatés*. M. Magendie peut-il donc tirer des conséquences défavorables à la gélatine, après l'emploi de matières qualifiées *mauvaise drogue* par les ouvriers de M. Pellier !

La gélatine dite alimentaire, à laquelle feu M. Puy-Ségur, le magnétiseur, attribuait sa longévité, est un excellent et économique auxiliaire du pot-au-feu : ma famille et moi pouvons l'affirmer par un long usage.

plus opaque que les premiers ; ils con-tiennent évidemment une certaine quan-tité de graisse.

Plusieurs chiens auxquels ces deux espèces d'os furent offertes les mangè-rent pendant quelques jours également bien, mais après cinq ou six jours une distinction bien tranchée s'établit entre ces produits : les animaux refusèrent les os de tête de bœuf, et nous dûmes re-noncer à les employer. Les chiens qui mangeaient les os provenant des pieds de mouton continuèrent à s'en nourrir pendant un mois, à la dose de 250 gr. par jour, sans jamais avoir donné au-cun signe de répugnance, les recevant au contraire chaque matin avec une sa-tisfaction non douteuse.

Pendant ce temps, ces animaux se sont toujours bien portés, sont restés vifs et gais ; leur digestion était régu-lière : cependant leur poids a subi une légère diminution, ce qui indique que leur alimentation n'était pas complète. Ajoutons toutefois qu'après un mois de ce régime le dégoût s'est manifesté par des signes non équivoques, ainsi que les annonces de l'inanition. Nous dûmes dès-lors nous borner à constater que le parenchyme organique des pieds de mou-ton avait suffi à l'alimentation pendant tout un mois.

Dans la vue de jeter quelque lumière sur cette anomalie singulière, au moins en apparence, nous avons analysé com-parativement ces deux sortes d'os. Les

Les chiens refusèrent d'abord les os de tête de bœuf, parce qu'ils retiennent plus long-temps l'acide que les os de jambes de mouton.

Si les chiens sont restés vifs, gais et bien portans pendant un mois au moyen de matières très-équivoques, ils eussent continué, en mangeant de bonne géla-tine, à être en parfaite santé comme sont les miens et celui dont parle M. Bergsma, professeur de l'université d'Utrecht, dans sa lettre 19 janvier dernier à M. d'Arcet, et publiée.

Admettant que l'analyse de M. Ma-gendie soit exacte, je répéterai, 1.º que ce savant docteur a employé de mauvaises matières ; 2.º que les chiens ont mangé os de pieds de mouton ont été trouvés composés pour 100 parties de :

Eau	47,22
Graisse	5,55
Matière qui se transforme en gélatine	17,50
Phosphates terreux et autres sels	12,42
Matière animale insoluble	17,51
	100,00

Les os de tête de bœuf ou de mouton contiennent :

Eau	22,87
Graisse	11,54
Matière qui se transforme en gélatine	27,99
Phosphates terreux	32,77
Matière animale insoluble	4,83
	100,00

EXPÉRIENCES SUR L'ALBUMINE.

Nous essayâmes d'en nourrir des chiens, mais nous fûmes promptement forcés d'abandonner notre entreprise, car plusieurs animaux auxquels nous donnâmes pour toute nourriture pendant quelques jours des blancs d'œufs, cuits ou crus, n'y touchèrent pour ainsi dire pas, et se seraient certainement laissés mourir de faim à côté.

Nous donnâmes 12 à 14 jaunes d'œufs durs à des chiens bien portans et de grand appétit. Le premier jour, les jaunes d'œufs furent mangés avec quelques signes de répugnance; le deuxième, la répugnance fut plus marquée, et les jaunes d'œufs ne furent mangés qu'en partie; enfin le quatrième jour, les animaux ne voulurent plus y toucher, bien qu'ils fussent réellement affamés.

de l'acide et du phosphate de chaux, choses fort peu nutritives. Quant à la gélatine pure et bien préparée, elle n'offre pas sur cent kilogrammes un seul gramme de déchet : ce que MM. Gannal et Magendie donnaient aux chiens est à la gélatine ce que le manioc est à la cassave.

Les chiens qui ne peuvent pas s'alimenter quelques jours avec des œufs, vivent un mois, d'après le rapport, avec la gélatine imparfaite. Donc cette substance est nourrissante, et, sous ce rapport, quatre à cinq fois supérieure à l'œuf. Tous les médecins recommandent des œufs frais à leurs malades. En nourriraient-ils constamment les valides? Non, cela les échaufferait, les constiperait, etc. Proscrira-t-on et pourrait-on proscrire les œufs?

M. Bergsma, dans sa lettre à M. d'Arcet, datée d'Utrecht, 27 novembre 1841, et publiée, s'exprime comme suit : « *Le rapport de la Commission de la gélatine ne m'a pas fait peur : je ne conçois pas que des personnes instruites puissent s'amuser à faire des expériences dont on ne peut rien apprendre, et qui ne sont utiles à rien. La chimie nous apprend ce qui est nécessaire et bon pour la nour-*

riture de l'homme, et on peut facilement conclure par là qu'une substance qui ne contient pas tous les principes ne peut pas suffire à cet acte ; mais prise avec des autres substances qui contiennent ce qui lui manque, elles peuvent être très-utiles, et il n'est pas étonnant que la gélatine seule ne nourrisse pas : mais prise avec des matières végétales, je crois que la gélatine est très-utile et très-nourrissante, même quand on aurait massacré dix fois autant de chiens. Par de telles expériences j'entreprendrais de prouver que l'eau est très-dangereuse pour l'homme. L'art d'expérimenter n'est d'aucune valeur quand on en déduit de fausses conséquences. Malheureusement plusieurs personnes qui n'aiment pas à penser mettent confiance dans ces rapports, et se croient en droit de s'opposer contre des améliorations utiles. »

Il n'y a pas, excepté les farineux, d'aliment qui puisse être exclusif pour l'homme : le bœuf, le mouton, les volailles, le gibier, les poissons, les œufs, nos légumes, nos fruits sont universellement reconnus *bons alimens* : quel est cependant l'homme qui voudrait se soumettre et que l'on pourrait soumettre uniquement à l'usage d'un seul pendant deux mois, comme on a fait pour les chiens avec la gélatine ?

Le chocolat, le sucre, les pâtisseries légères, les confitures, les cerises, etc., qu'un médecin recommande souvent aux convalescens, pourraient-ils constamment, chacun d'eux pris uniquement, suffire deux mois à l'alimentation des valides ? Voudrait-on et pourrait-on y assujétir le laboureur, l'ouvrier, le matelot, le soldat, et tout homme physiquement actif ? Non sans doute, car il leur faut, et je l'ai éprouvé plus d'une fois pour mon propre compte, une nourriture solide, d'une lente absorption, qui soutienne les organes intérieurs dont ils sont l'appui.

Les chiens ont, comme tous les animaux, besoin d'un appui intérieur pour soutenir leurs organes, chose que la gélatine seule ne peut faire ; elle est molle, flasque, fluide, et les organes qu'elle sature ne trouvant aucune résistance dans son absorption, cessent bientôt de fonctionner, et de ce manque de fonction résultent forcément l'atonie, puis la mort. Si le chien de boudoir vit de *délicatesses* comme une petite maîtresse, le chien de berger et celui du chasseur vivent rustiquement : le premier est mou, énervé et sans courage ; les autres sont braves et belliqueux, parce que leurs organes digestifs ont un point d'appui dans un estomac garni d'alimens d'une lente absorption, et ce point d'appui en sert lui même aux nerfs et aux muscles en qui résident la force et l'action vitales.

Il ne m'appartient pas, simple soldat de la science, d'examiner ce que le rapport dit de la fibrine, de l'osmazome, des tendons, du lait, de la fécule, etc. : j'ai dû comme fabricant de gélatine, me borner à ce qui concerne une industrie qui, depuis quelques années, a pris un essor qui pourrait se ralentir si le rapport de M. Magendie n'était pas rétorqué. On dira : *Vous êtes orfévre, M. Josse,* cela est vrai ; mais en défendant une industrie laborieusement créée, je défends aussi ce qui est la vérité, ou ce que je crois la vérité.

Est-il donc dans la nature des choses bonnes, utiles et grandes, d'être raillées et inappréciées?

La navigation par la vapeur fut déclarée impossible; nous n'irons jamais à rebrousse-poil sur l'eau, disait-on : aujourd'hui des milliers de *steamers* couvrent les fleuves et les mers du monde.

On s'est moqué du sucre de betteraves : il embarrasse aujourd'hui notre Gouvernement, etc., etc.

La gélatine a éprouvé le sort de ces découvertes, supportée tous les quolibets : finira-t-elle par surgir? Oui, car la vérité triomphe tôt ou tard.

L'honneur en appartiendra et en appartient déjà largement à M. d'Arcet, dont l'exemple, les conseils et les avis ne furent jamais, que je sache, refusés à qui les réclama : la science, et moi en particulier, lui en devons de la reconnaissance.

Lors de l'exposition des produits de l'industrie en 1827, je présentai :

1.º La gélatine pour clarifier les vins;

2.º La gélatine pour bains.

Sentant que je pouvais faire mieux, mais ayant besoin de renseignemens, je m'adressai à M. d'Arcet qui portait un grand intérêt à l'établissement de l'île des Cygnes, au Gros-Caillou. Cependant M. d'Arcet me mit sur la voie, et vers la fin de la même exposition, je pus montrer dans le palais de l'industrie les premiers produits de ma gélatine blanche, dont le crédit aujourd'hui plus qu'européen (1), a suscité des imitateurs en Autriche, en Suisse et dans le Wurtemberg (2).

La généralité des fabricans de colle-fortes, non-seulement à Paris, mais dans les départemens, prétendent faire de la gélatine; ils se trompent, comme ils trompent involontairement les pharmaciens, les droguistes, les épiciers, les maisons de bains (3), les cuisiniers, restaurateurs et consommateurs; il n'y a en France que six fabriques de gélatine alimentaire :

1.º La fabrique *primitive* du Gros-Caillou, à Paris;

2.º A Rouen;

3.º A Colombe;

4.º A Lyon et à Grenoble;

5.º La mienne.

---

(1) Mes livres, la douane de Paris et les principaux bureaux de sorties par terre et par mer prouvent cette assertion.

(2) Un fabricant étranger, qui a fort mal imité la gélatine que je prépare, conçut l'an dernier l'idée, pour donner du crédit à la sienne, d'appliquer mon nom sur ses tablettes; un de mes acheteurs s'en plaignit aux magistrats, qui condamnèrent le contrefacteur. On vend aussi, à Paris, de la gélatine *façon Lainé*, avec des Notices copiées sur les miennes. Le temps fait justice de tout, et j'attends.

(3) La presque généralité des bains gélatineux est composée de colle de Flandre mise en poudre; et chargée comme l'est cette matière de principes délétères, elle ne peut pas produire les effets quelquefois merveilleux que la médecine opère au moyen de la véritable gélatine.

Chacun de ces fabricans a adopté une forme pour sa gélatine, et les prix sont également différens.

En adressant un exemplaire de ce petit factum à chacun de mes cinq confrères, je les inviterai, Monsieur le Président, à vous faire remettre un échantillon de leurs produits, comme je vous prierai de vouloir bien en accepter de chacun des miens ; puis quand la Commission de la gélatine aura reconnu les erreurs du rapport Magendie, elle voudra peut-être que la publicité répare le dommage que la publicité a pu occasionner.

En attendant, je dirai à ceux des fabricans de colles-fortes qui pourront me lire : Si vous voulez faire de la gélatine, il faut, 1.º de bonnes matières, 2.º de l'eau limpide et pure pour nettoyer et laver, soit qu'on opère avec l'appareil d'Arcet ou avec la marmite à Papin, soit avec l'acide chloridrique, 3.º de l'eau pour désacidifier et rendre enfin la gélatine alimentaire entièrement pure et insipide au goût comme est celle que je prépare.

Ce qui précède, Monsieur le Président, vous prouvera que je ne redoute pas la concurrence. Pourquoi donc la craindrais-je ? Elle est d'ailleurs dans nos mœurs, dans nos lois, elle s'exerce au profit du plus grand nombre, elle empêche l'élévation exorbitante des prix et le monopole : le sucre de betteraves, les bateaux à vapeur, le gaz lumineux, les nombreuses diligences qui sillonnent la France, etc., prouvent les bienfaits de la concurrence : ainsi, plus on fera de gélatine, plus on en vendra ; un nouveau produit est une nouvelle richesse, puis *l'agriculture et le commerce sont les premiers intérêts sociaux : la paix, le bonheur des empires dépendent de leur prospérité.* Ma vie et mes écrits furent et seront, j'espère, consacrés à servir ces grands intérêts, et le désir de leur être utile me fit toujours agir : c'est ce sentiment, autant et plus que l'intérêt personnel, qui me fait, Monsieur, vous adresser les observations qui précèdent. Veuillez, je vous prie, les accueillir avec bienveillance ; et comme tout ce qui concerne les arts et les sciences est du domaine de l'Académie, permettez-moi, s'il vous plaît, Monsieur le Président, de lui offrir en votre personne, plusieurs Notices sur ma découverte relative à la conservation des blés et la destruction du charançon : choses qui, comme la gélatine, intéressent toute l'humanité.

J'ai l'honneur d'être avec un profond respect,

Monsieur le Président,

Votre très-humble et très-obéissant serviteur,

Lainé, Négociant-Droguiste,

Paris, 3 Mai 1842.

PARIS, IMPRIMERIE D'AD. MOESSARD ET JOUSSET, Rue de Furstenberg, n.º 8 bis.